LEÇONS SUR LES MALADIES

DES VOIES URINAIRES

OUVRAGES DE M. BEYRAN.

Diagnostic des affections du testicule, Thèse du doctorat. Paris, 1850.

De l'action du pus chancreux sur les tissus. Mémoire, 1850.

Des maladies vénériennes. Mémoire, 1851.

Des rétrécissements du canal de l'urèthre. Mémoire, 1852.

Névralgie de la vessie. Mémoire, 1852.

Inflammation granuleuse du col de la matrice. Mémoire, 1853.

Paralysie syphilitique de la sixième paire. Mémoire à l'Académie de Belgique, 1853.

Topographie médicale au point de vue des armées expéditionnaires en Orient. Mémoire à l'Académie impériale de médecine de Paris, 1854.

Paralysie syphilitique du nerf moteur externe de l'œil. Mémoire à l'Académie impériale de médecine de Paris, 1860.

Polypes de l'urèthre chez l'homme. Mémoire à la Société de chirurgie de Paris, 1862.

Vice de conformation des organes génitaux chez la femme. Mémoire à la Société de médecine pratique de Paris, 1862.

Lithotritie chez les enfants. Mémoire, 1862.

Nouvel uréthrotome à rotation, pour la cure des rétrécissements de l'urèthre ; à l'Académie impériale de médecine de Paris, 1862.

Traité de pathologie générale. Un volume in-8º, *deuxième édition*, Paris, 1863.

Contracture du col de la vessie. Mémoire à la Société de médecine pratique. Paris, 1863.

Rétention d'urine dans le prépuce. Mémoire, Paris, 1864.

Uréthrotomie dans les rétrécissements de l'urèthre. Mémoire, Paris, 1865.

Paris Imprimerie Moquet, rue des Fossés Saint-Jacques, 11.

LEÇONS SUR LES MALADIES

DES

VOIES URINAIRES

FAITES A L'ÉCOLE PRATIQUE

PAR

J.-M. BEYRAN,

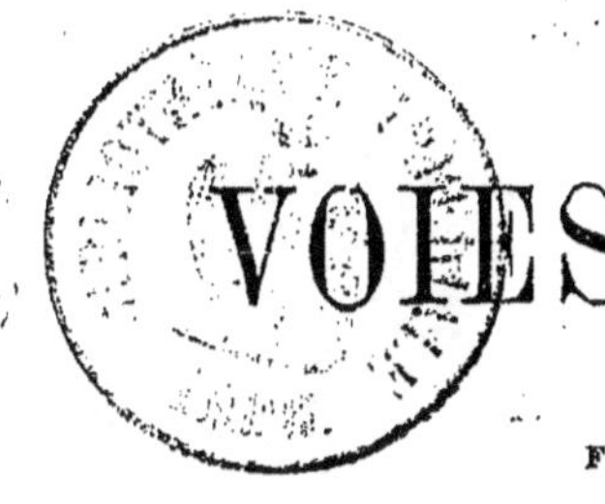

Docteur en médecine de la Faculté de Paris, Professeur libre de
Pathologie génito-urinaire, ancien Vice-Président de la Société de
Médecine pratique de Paris, Membre correspondant des Sociétés
de Chirurgie, de Médecine et d'Histoire Naturelle de Paris, de
Constantinople, de Dresde, etc., ancien Médecin et Chirurgien de
l'hôpital Saint-Sauveur, Chevalier de la Légion d'honneur, etc.

PARIS

GERMER BAILLIÈRE, LIBRAIRE-ÉDITEUR,

RUE DE L'ÉCOLE-DE-MÉDECINE, 17.

1865

DES VOIES URINAIRES

INFLAMMATION DE L'URÈTHRE ET DU COL DE LA VESSIE.

Il y a deux variétés de phlegmasie uréthrale, ou uréthrite, qu'il importe de bien distinguer au point de vue thérapeutique. La première variété est l'*uréthrite aiguë*, désignée aussi sous les noms de *gonorrhée*, de *blennorhagie*, d'*écoulement*, de *chaude-pisse*, etc.; la deuxième variété ou l'*uréthrite chronique* est encore appelée *blennorrhée, suintement, goutte-militaire*, etc.

Bien que cette dernière variété de l'uréthrite présente plus d'importance relativement aux maladies des voies urinaires, on ne peut se dispenser de l'étude de la première ; c'est, selon moi, à tort que les auteurs des Traités de pathologie génito-urinaire négligent, dans leurs descriptions, l'uréthrite aiguë, en la laissant entièrement aux Traités des maladies vénériennes.

Pour distinguer l'uréthrite aiguë de l'uréthrite chronique, pour bien connaître les caractères propres à chacune d'elles, et pour mieux enfin se rendre compte de leur action directe ou indirecte dans la production des rétrécissements de l'urèthre et d'autres lésions de l'appareil urinaire, nous devons d'abord jeter un coup-d'œil sur l'uréthrite aiguë, qui est, dans l'immense majorité des cas, la source et la cause de l'uréthrite chronique.

La blennorrhagie est la même chez l'homme et chez la femme ; et s'il y a une différence à établir, c'est moins à cause de sa nature qu'en raison de son siége chez les deux sexes. Ainsi, tandis que chez l'homme cette maladie occupe constamment le canal de l'urèthre, chez la femme elle a le plus ordinairement son siége dans le vagin, la vulve, et moins souvent dans l'urèthre. Le peu de fréquence de l'uréthrite chez la femme a même fait penser, à tort sans doute, qu'elle n'existait pas.

Je ne vous parlerai pas des autres organes plus ou moins éloignés des parties génitales, qui peuvent être le siége de la blennorrhagie chez l'homme et chez la femme. Cette question n'a pas, pour les maladies des voies urinaires, et surtout pour celles de l'urèthre, l'intérêt que présente la blennorrhagie uréthrale, ou l'uréthrite aiguë. C'est donc au point de vue de l'uréthrite chronique que nous devons envisager la question.

I. — URÉTHRITE AIGUE.

Cette inflammation de l'urèthre est caractérisée par un écoulement muqueux ou muco-purulent, avec chaleur et douleur, rendant difficile l'émission des urines.

Causes. — Elles sont assez nombreuses. Parmi les causes prédisposantes individuelles de l'uréthrite chez l'homme, nous trouvons d'abord les conditions locales de l'organe générateur suivantes : le volume exagéré de la verge, qui rend le coït pénible, irritant ; la largeur trop grande du méat urinaire, qui favorise l'introduction de la matière blennorrhagique du vagin ou de la vulve dans l'urèthre de l'homme ; et l'hypospadias, qui expose la muqueuse uréthrale au contact direct et prolongé de la matière sécrétée par les organes sexuels de la femme.

Si chacune de ces dispositions locales peut agir comme

cause prédisposante, vous comprenez sans peine qu'un individu qui réunit ces conditions réunit en même temps les
chances de la contagion. Toutefois, il peut arriver que des individus exempts de ces dispositions locales contractent des
uréthrites, même très-aiguës, qu'on ne peut rapporter à la
contagion : cela s'explique par la prolongation ou l'excès du
coït, qui irrite les organes et enflamme la muqueuse uréthrale.

Après ces causes locales, viennent celles qui ont une parti-
cipation plus directe au développement de l'uréthrite aiguë, je
veux parler de ces écoulements antérieurs, même déjà traités
et guéris, mais qui laissent une prédisposition à l'apparition
d'un nouvel écoulement. Cette prédisposition devient encore
plus grande lorsque ces écoulements ont laissé quelque trace
de leur passage à la prostate, au col de la vessie, où une espèce de levain est toujours prête à s'enflammer à la première
occasion. Vous concevez dès lors qu'en pareille occurrence, le
coït le plus sain peut devenir une cause occasionnelle de l'uréthrite aiguë.

Les auteurs ont signalé le scrofulisme, le lymphatisme, l'her-
pétisme, et enfin la goutte et le rhumatisme, comme causes
prédisposantes individuelles. Sans méconnaître complétement
leur influence, je pense que ces états n'ont pas une grande
part dans le développement de l'uréthrite. Quant au syphi-
lisme, qu'on a également invoqué pour expliquer certain écoulement, cette hypothèse a besoin d'être vérifiée. Toutefois il
ne me répugne pas d'admettre *a priori* la possibilité d'un
écoulement syphilitique, c'est-à-dire d'une sécrétion muco-
purulente, due à une éruption papuleuse occupant la surface
de la muqueuse uréthrale.

Il arrive aussi que l'uréthrite se développe par le contact
du pus chancreux du vagin ; l'homme peut, dans ce cas, ne
puiser qu'une simple chaude-pisse, c'est-à-dire sans chancre
dans l'urèthre ni ailleurs. En effet, le pus syphilitique peut

très-bien, par son contact, n'occasionner qu'une irritation locale physiologique, et ne produire qu'une inflammation non spécifique, accompagnée d'une hypersécrétion traduite par un écoulement. Je vous ai parlé, dans une autre occasion, il y a déjà quelques années, de la manière dont le pus syphilitique déposé sur une membrane muqueuse agissait ; je vous rappellerai seulement que la matière virulente peut, avant d'agir spécifiquement sur la muqueuse, avec laquelle elle est en contact, ne produire qu'un effet local physiologique pur et simple.

Quoi qu'il en soit, la cause la plus commune de la blennorrhagie réside dans le muco-pus blennorrhagique qui découle des surfaces muqueuses génito-urinaires, soit de l'homme soit de la femme. Autrement dit, la blennorrhagie donne naissance à la blennorrhagie. Notez toutefois que d'autres sécrétions morbides peuvent aussi posséder une propriété analogue à celle de la matière blennorrhagique et donner lieu à l'uréthrite aiguë; telles sont les *flueurs blanches*, le pus cancéreux, le sang des menstrues, etc.

Faut-il ajouter encore que toute cause d'irritation directe sur la muqueuse uréthrale déterminée par l'action mécanique ou chimique des corps étrangers, des instruments et des injections caustiques dans le canal, la rétention forcée de l'urine dans la vessie, la présence d'un calcul dans cette cavité, celle des ascarides dans le rectum, le travail de la dentition chez les enfants, la masturbation, etc., peuvent donner lieu à l'inflammation suivie d'un écoulement. Telles sont, Messieurs, les principales causes de l'uréthrite aiguë.

Siége. — La blennorrhagie uréthrale semble avoir pour siége de début la fosse naviculaire. Swédiaur est tellement absolu à cet égard que si l'inflammation s'étend plus profondément, c'est, dit-il, que la maladie n'a pas été convenablement traitée. Quelques auteurs qui ont eu occasion de faire l'autopsie d'individus ayant contracté la blennorhagie peu avant de mourir, ont noté au commencement du canal uréthral un état congestif avec rougeur et injection sanguine. On a également cité comme siége de la phlegmasie les glandes de Cowper, la prostate et les vésicules séminales.

Mais ce qu'il y a de constant, dans ces faits, c'est que dans la majorité des cas la blennorrhagie débute effectivement par la partie antérieure de l'urèthre, surtout lorsque c'est la première fois que l'individu en est atteint. Ce début une fois établi dans la fosse naviculaire, après un temps variable, la blennorhagie ou plutôt la phlegmasie gagne les parties situées en arrière de cette fosse, de sorte qu'elle atteint successivement les glandes de Cowper, la prostate, les vésicules séminales, le col de la vessie, la vessie et quelquefois même les reins. Mais il faut le dire, les lésions de ces organes sont des complications plutôt que de véritables siéges de la blennorrhagie. En résumé, la phlegmasie uréthrale débute ordinairement par la portion balanique pour de là s'étendre d'avant en arrière aux points les plus profonds de ce canal.

Symptômes. — Nous venons de voir que la blennorrhagie urétrale débute par la fosse naviculaire et se propage en arrière en passant successivement par les régions spongieuses, membraneuses et prostatiques de l'urèthre. Dans chacune de ces régions, la phlegmasie est caractérisée par des symptômes qui offrent des particularités importantes ; de sorte qu'à chaque période de cette phlegmasie correspond une série de phénomènes morbides qui révèlent le siége et l'intensité de la maladie.

L'écoulement n'est pas ordinairement le premier symptôme qui annonce l'invasion de l'uréthrite aiguë. Du deuxième au huitième jour d'un coït infectant, les malades éprouvent un chatouillement au bout de la verge et un orgasme génital qui n'ont encore rien de désagréable. Mais bientôt ils ressentent au commencement de l'urèthre de la chaleur et du prurit qui augmentent de plus en plus, pour se convertir en douleur, surtout pendant l'émission des urines. Beaucoup de malades mêmes ont de fréquentes érections suivies de pollutions, surtout la nuit, et qui troublent le sommeil.

Cette série de symptômes ne manque pas d'attirer leur attention, si d'ailleurs, elle ne l'est déjà, et ils aperçoivent alors aux deux lèvres du méat urinaire une humeur semblable au muco-pus nasal qui les agglutine : le premier jet de l'urine détermine une vive douleur en brisant cette mucosité qui se reproduit assidûment et obstrue de nouveau le méat urinaire.

En même temps que l'écoulement se déclare ainsi, l'inflammation gagne en intensité ; au chatouillement et au prurit succède bientôt une constriction quelquefois très pénible ; les bords du méat urinaire gonflés se renversent en dehors et permettent de voir une surface d'un rouge vif, et pointillée. Il y a perturbation dans la miction, la sortie de l'urine est déjà difficile, son passage produit une cuisson très pénible dont le maximum d'intensité se fait sentir au bout de la verge. La matière sécrétée par la muqueuse uréthrale qui constitue l'écoulement devient à son tour plus abondante et plus opaque. Enfin, au bout de quelques jours, si un traitement énergique n'intervient, les symptômes que je viens de vous signaler sommairement se prononcent davantage, les douleurs presque permanentes se transforment en une vive sensation de brûlure au passage de l'urine, sensation appelée vulgairement : *pisser des lames de rasoir.*

Notez, Messieurs, qu'il n'est pas rare de voir alors le méat urinaire, l'extrémité du gland et le prépuce se gonfler et donner lieu à un phymosis très douloureux. A cette période de phlegmasie, la matière sécrétée a pris plus de consistance ; elle tache le linge en jaune ; il peut survenir aussi une lymphite avec engorgement ganglionnaire aux aines. Tels sont en résumé les phénomènes morbides qui caractérisent la période balanique de la blennorrhagie aiguë.

A la période qui succède à celle-ci l'inflammationne se borne plus à la région balanique ; elle s'étend au delà ; les douleurs deviennent alors très-vives et se font sentir au périnée et au-devant du scrotum ; les érections fréquentes, surtout la nuit, deviennent *cordées*, la verge se courbe ; la matière de l'écoulement est alors d'une couleur verdâtre. A cette phase de l'uréthrite, la phlegmasie ne reste pas stationnaire à la portion spongieuse ; plus elle s'éloigne de son début, plus elle s'étend en profondeur, et elle gagne bientôt ainsi les portions membraneuse et prostatique de l'urèthre. A ces symptômes qui peuvent augmenter de plus en plus, ajoutez encore une espèce d'angoisse périnéale qui rend la marche et même la position assise très pénible : l'urine, en traversant le canal, y produit une sensation de brûlure parfois si vive que j'ai vu des malades tomber en syncope.

Quant au jet de l'urine, il est très mince, éparpillé, et affecte toutes les formes qu'on observe dans les rétrécissements ; il y a en effet diminution du calibre de l'urèthre par l'épaississement inflammatoire de ses parois.

Après cette période croissante, qui peut durer dix à douze jours et même plus si un traitement énergique ne vient l'abréger, les douleurs commencent à devenir de moins en moins intenses ; l'écoulement se réduit, et la matière qui le forme redevient jaune, en même temps que tous les troubles s'amendent graduellement ; de sorte que vers la fin de la troisième semaine on ne trouve plus qu'un peu d'élancement à l'extrémité du pénis, un peu de chaleur au moment d'uriner, et un écoulement muqueux très peu notable, ce qui dénote que cette sécrétion est à sa fin ; mais cette terminaison dépend beaucoup des individus, et surtout du mode de traitement auquel on les a soumis. Quant aux érections, elles sont encore un peu douloureuses et cordées, l'urèthre n'acquiert son élasticité normale que plus tard ; il faut donc se tenir sur ses gardes contre elles.

Je viens de vous tracer à grands traits les principaux symptômes qui caractérisent l'uréthrite aiguë, examinons maintenant la marche de cette phlegmasie à ses diverses périodes.

Marche.— En général, l'inflammation de la muqueuse uréthrale présente trois périodes bien caractérisées. La première qui dure de cinq à six jours, offre des phénomènes morbides peu intenses; c'est plutôt un travail de congestion qu'une véritable phlegmasie; la matière sécrétée est un peu abondante, elle est muqueuse. Pendant la deuxième période qui se compte vers le cinquième ou le sixième jour, l'uréthrite commence à devenir douloureuse et acquiert son maximum d'acuité jusqu'à la fin du deuxième septenaire.

Enfin la troisième période ou la période de déclin arrive et les symptômes aiguës disparaissent, ne laissant pour toute expression de la maladie qu'une sécrétion plus ou moins notable qui diminue graduellement. Notez, messieurs, que les deux premières périodes ont une marche régulière; mais la dernière ou la période de déclin présente de grandes oscillations.

Terminaison.- La terminaison de la blennorrhagie aiguë présente d'assez grandes variations qui rendent très inconstante cette troisième période. Ainsi dans les cas heureux la terminaison a lieu au trente-cinquième jour de son apparition, après un traitement convenablement dirigé. Cependant elle peut durer plus longtemps et passer à l'état chronique; j'ai remarqué en effet que lorsqu'après l'état aigu l'écoulement ne revêt pas la consistance et l'élasticité propres au mucus, et qu'au contraire les gouttes de la matière sécretée s'isolent comme celles d'un lait légèrement épaissi, l'uréthrite passe à l'état chronique. D'autres fois, l'inflammation se rallume de nouveau, une douleur plus ou moins vive se déclare pour se propager rapidement dans tout le trajet de l'urèthre jusqu'au canal de la vessie, les lèvres du méat urinaire deviennent rouges et luisantes. Cette terminaison ou plutôt cette récidive a lieu surtout dans la chaude-pisse cordée.

Quant aux terminaisons par délitescence, par gangrène, elles sont extrêmement rares.

J'ai actuellement en traitement un jeune homme de 22 ans, demeurant rue du faubourg St Honoré, et pour lequel je fus appelé par M. Tournois. Ce malade avait eu, il y a trois semaines, une uréthrite aiguë qui a été mal soignée. L'inflammation avait envahi tout le gland et le prépuce avec menace de gangrène de ces parties. Lorsque je vis ce malade, le prépuce et l'extrémité du gland étaient en partie détruits ; j'ai enlevé ces parties et aujourd'hui, le 5ᵉ jour de l'opération, elles sont cicatrisées. Le malade n'a plus qu'un écoulement chronique peu abondant qui cédera bientôt aux moyens employés.

Je ne vous parlerai pas ici des terminaisons de l'uréthrite par rétrécissement du canal, l'engorgement de la prostate et l'inflammation consécutive de la vessie, qui sont déterminées par la durée de l'uréthrite et même par les injections caustiques. Nous étudierons ces lésions avec tous les détails nécessaires à l'occasion des *retrécissements de l'urèthre.*

Diagnostic. — D'après l'ensemble des symptômes que nous venons de voir, le diagnostic de l'uréthrite aiguë ne présente point de difficultés, à moins qu'il ne s'agisse d'un diagnostic du siége, alors qu'il y a en même temps complication de phymosis. En effet, dans ce dernier cas, la matière blennorrhagique sort par le limbe d'un prépuce long et étroit, qui masque l'ouverture du méat urinaire, de sorte qu'on ne perçoit pas de prime-abord si l'écoulement provient de la circonférence du gland ou de l'intérieur de l'urèthre. Lorsque le prépuce ne peut être rétracté ou être ramené derrière le gland pour mettre celui-ci et le méat à nu, il faut, pour reconnaître le point de départ de l'écoulement, disposer les parties de manière que le canal uréthral soit concentrique au limbe de ce prépuce, absterger bien la matière de l'écoulement qui masque l'ouverture prépucéale et le méat urinaire, et faire sortir, par de légères pressions d'arrière en avant, une certaine quantité de cette matière.

De cette façon vous pourrez distinguer si celle-ci sort réellement du méat ou des surfaces glando-prépucéales. Remarquez, pour faciliter ce diagnostic, que le muco-pus de la balano-posthite est plus épais que celui provenant directement de l'uréthre, et que la pression exercée sur le bout de la verge est plus douloureuse que dans la blennorrhagie aiguë sans complication de balanite. Faut il ajouter, pour compléter ce diagnostic différentiel, que la cuisson éprouvée pendant la miction dans la balano-posthite bornée autour du gland, ne dépasse pas l'insertion du prépuce, et qu'enfin les érections cordées y manquent, à moins qu'il n'y ait simultanément chaude-pisse aiguë et balano-posthite. Tels sont, en résumé, les éléments du diagnostic de l'uréthrite aiguë.

Pronostic. — Le pronostic varie en raison du siége, de l'intensité, de la durée, de la récidive et des conséquences de l'uréthrite. Si la maladie est mal soignée ou abandonnée à elle-même, elle peut passer à l'état chronique et donner lieu à l'orchite, à l'engorgement de la prostate et des vésicules séminales, à l'inflammation de la vessie, et surtout aux rétrécissements de l'urèthre.

Traitement. — Je ne voudrais pas entrer dans de longs détails sur le traitement de l'uréthrite aiguë, et cependant il se commet journellement tant de bizarreries et tant d'erreurs à cet égard que je ne puis le passer sous silence.

Le traitement de la blennorrhagie se divise en *traitement abortif* et *traitement ordinaire.*

A. Bien que je sois convaincu que plus vite un écoulement sera arrêté, moins on aura à redouter les accidents blennorrhagiques, je ne puis admettre comme inoffensives toutes ces injections de nitrate d'argent à haute dose, de chloroforme plus ou moins étendu, proposées et employées par les partisans de ce traitement. Si tous ceux qui ont eu recours à la méthode abortive avaient eu l'occasion de revoir leurs malades plusieurs mois ou plusieurs années après, ils auraient pu constater que bon nombre d'altérations de l'urèthre et surtout des rétrécissements dont ils sont ultérieurement atteints, est dû aux injections caustiques. Je n'ai pas d'ailleurs confiancé en l'efficacité de cette méthode, non pas seulement à cause de ces graves inconvénients, mais parce que, si elle échoue, elle perpétue les écoulements, ce qui arrive le plus souvent.

Une autre espèce de méthode abortive ou méthode indirecte consiste à administrer par la bouche, dès le début et même pendant la période de progrès de la maladie, du copahu ou du cubèbe à haute dose. J'ai également expérimenté cette méthode; bien qu'elle soit moins dangereuse que les injections caustiques, je la trouve souvent inefficace. Tant qu'en effet j'employais ces balsamiques à haute dose, l'écoulement semblait être influencé, et il finissait même dans quelques cas par s'arrêter. Mais dès que je cessais l'emploi de ces médicaments, l'écoulement reparaissait, soit avec un caractère chronique, soit avec tout le cortége de l'uréthrite inflammatoire dont je vous ai parlé.

Il y a donc, comme vous le voyez, deux méthodes abortives, une directe par les injections caustiques et une indirecte ou interne par les balsamiques. Pour rendre sans doute plus efficaces ces deux méthodes, on les a combinées ensemble, et pendant qu'on fait des injections dans l'urèthre on administre en même temps les balsamiques par la bouche. En admettant pour un moment que cette combinaison ait plus de succès, on ne sait à quoi l'attribuer ; est-ce aux injections, est-ce au copahu ou cubèbe employés simultanément, qu'est dû le résultat obtenu? Permis de dire à la rigueur : peu importe l'explication pourvu que ce résultat existe. Malheureusement on ne peut pas compter longtemps sur ce résultat, de sorte qu'au lieu d'abréger la durée du traitement on perd ainsi un temps précieux, et la guérison devient alors plus difficile à obtenir.

Telles sont, Messieurs, les raisons qui m'ont fait abandonner depuis longtemps la méthode abortive de l'uréthrite aiguë.

Elle ne vaut pas le traitement ordinaire dont il me reste à vous parler.

B. Le traitement le plus convenable et le plus sûr de l'uré-thrite aiguë se résume ainsi :

1° Quel que soit le mode de traitement qu'on veut employer, les malades doivent être soumis aux conditions hygiéniques suivantes : ils éviteront la fatigue, la station prolongée debout, la marche longue, l'équitation, la danse, et en général tous les exercices du corps. Ils éviteront également les veilles, ils porteront un suspensoir, ils s'abstiendront d'une alimentation par trop substantielle, c'est-à-dire d'une nourriture composée d'aliments tels que viandes noires, viandes épicées ou faisandées, moules, homards, huîtres, asperges, etc. Ils feront usage d'œufs frais, de beurre, de lait, de confitures, de légumes herbacés, de fruits doux, etc. Ils doivent encore s'abstenir des boissons telles que eau-de-vie, liqueurs, vin pur et surtout vin de Champagne, bière, café, thé, etc. Vous leur défendrez aussi la société des femmes et surtout le coït ; et enfin, Messieurs, toute cause physique et morale d'excitation.

2° Ces conditions hygiéniques étant posées, voici les moyens qui conviennent dans le traitement de l'uréthrite aiguë. Il faut avant tout, et c'est là une règle dont la pratique nous apprend chaque jour toute l'importance, il faut, avant tout, dis-je, combattre l'inflammation et s'occuper ensuite d'arrêter l'écoulement. Pour atteindre ce double but, il convient, si l'inflammation est assez intense, d'avoir recours aux émissions sanguines locales qui ont une action antiphlogistique très rapide. Vous ne devez employer la saignée que lorsqu'il se présente une réaction générale bien marquée. Dans l'immense majorité des cas, l'application de 20 à 30 sangsues, principalement au périnée, suffit. Notez, Messieurs, que cette application exige certaines précautions : ainsi l'on évitera, lorsqu'il y a en même temps des chancres et des plaques muqueuses, de poser les sangsues aux points déclives accessibles à ces lésions syphilitiques.

Il en est de même des parties génitales composées d'un tissu cellulaire assez lâche, comme les bourses et la verge, régions où des inflammations érysipélateuses et même la gangrène pourraient survenir. On peut répéter l'application des sangsues selon la ténacité de la phlegmasie et des complications. Toutefois, ce moyen, comme la saignée générale, doit être en rapport avec l'âge, le tempérament et l'état général des malades.

En même temps que vous employez les émissions sanguines, il faut éviter la constipation au moyen des lavements simples, des purgatifs salins, je dis salins, car il faut éviter les drastiques, qui nuisent toujours dans l'uréthrite aiguë ; prescrire des bains tièdes entiers d'une durée plus ou moins prolongée. Je n'ai pas très grande confiance dans les bains de siége, ni dans les fomentations conseillées par beaucoup de médecins ; ils m'ont paru plus nuisibles qu'utiles ; j'ai remarqué, en effet, qu'ils favorisaient souvent la congestion et l'œdème des organes génitaux, aussi ai-je dû y renoncer depuis longtemps. Je puis en dire autant des injections émollientes et narcotiques que quelques praticiens emploient ; elles sont non-seulement inutiles, mais elles ont encore l'inconvénient d'irriter ou tout au moins de fatiguer le canal.

Le repos, le régime alimentaire, et surtout la médication antiphlogistique locale, sont la base du traitement dans la période de progrès de l'uréthrite aiguë. Les tisanes et toutes les boissons dont regorgent le malade deviennent nuisibles en augmentant la quantité de l'urine et en exigeant par conséquent une miction plus fréquente. Je comprends cependant qu'on doive les employer pour étendre l'urine et lui enlever son acidité ; c'est donc seulement l'abus que je conseille d'éviter. Comme tisane ou boisson, l'on peut donner aux malades de l'eau pure ou une décoction de racines émollientes, édulcorée avec le sirop d'orgeat. On peut les rendre alcalines en y ajoutant de 1 à 2 grammes de bicarbonate de soude ou de nitrate de potasse par litre d'eau ou de décoction. Telle est en général la médication de la période aiguë de l'uréthrite.

Quant aux complications, telles que la cystite, l'hématurie, la difficulté d'uriner et même la rétention d'urine, je me réserve de vous en indiquer le traitement après celui de la période de déclin de l'uréthrite aiguë.

Une fois donc l'état aigu convenablement combattu par les antiphlogistiques, les émollients et l'hygiène dont je vous ai parlé, il reste à s'occuper sérieusement de l'écoulement. Les principaux moyens capables de l'arrêter sont les balsamiques et les injections astringentes. Mais avant de les employer ou pour les employer en parfaite connaissance, il faut en étudier l'action sur les organes; autrement vous tomberiez dans la routine et vous ne pourriez jamais vous rendre compte des faits qui se passent sous vos yeux. C'est pourquoi je crois devoir m'y arrêter un moment.

Copahu. L'action du copahu se porte sur l'estomac, les intestins, les voies urinaires, sur la peau et quelquefois même sur le système nerveux. Je n'entrerai pas dans des détails physiologiques et thérapeutiques sur l'action de ce basalmique, il me suffira de vous signaler qu'il n'agit comme antiblennorrhagique qu'en traversant le canal de l'urèthre pendant l'émission des urines. C'est donc uniquement dans la blennorrhagie urétrale chez l'homme comme chez la femme que ce médicament a réellement une action spéciale, tandis que dans les autres variétés de blennorrhagie, cette action est nulle. Les expériences de MM. Ricord et Cullerier sur le copahu et le cubèbe dans les divisions accidentelles de l'urèthre et dans l'hypospadias, et celles qui me sont propres, ne laissent aucun doute à cet égard.

Parmi ces faits, je me bornerai à vous citer celui du malade que j'ai observé encore dernièrement et qui a confirmé une fois de plus ces expériences :

Le sujet de cette observation, âgé de 24 ans, était atteint depuis quatre années d'une fistule urinaire au devant des bourses lorsqu'il contracta une blennorrhagie assez aiguë pour motiver l'emploi préalable des antiphlogistiques. L'état aigu ainsi combattu, je lui ai administré des capsules de Raquin, 15 par jour. Dès le troisième jour, l'écoulement par l'orifice accidentel avait complétement cessé, c'est-à-dire qu'en pressant d'arrière en avant le canal de l'urèthre depuis le périnée jusqu'au devant du scrotum, où était la fistule, il ne sortait rien, tandis qu'au contraire cette pression exercée d'avant en arrière depuis la région balanique vers la fistule uréthrale, de même que la pression depuis la fistule jusqu'au méat urinaire faisaient venir du muco-pus blennorrhagique. En un mot, l'affection avait cédé jusqu'à la fistule par où le malade urinait, et l'écoulement n'existait plus dans l'espace compris entre la fistule et le méat urinaire par où les urines ne passait pas. Dès lors j'ai pensé qu'en fermant l'orifice fistuleux pour faire arriver l'urine jusqu'au méat, je guérirais l'écoulement de ce malade qui était toujours soumis à l'action du copahu. Mon attente ne fut pas longue, et en effet le cinquième jour la blennorrhagie de la partie antérieure du canal avait disparu également.

Ainsi, d'après cette observation et d'après celles d'autres expérimentateurs, le copahu n'agit comme antiblennorrhagique qu'en traversant avec les urines le canal de l'urèthre : c'est donc une action locale, autrement dit, l'écoulement n'est influencé que pendant le passage à travers ce canal des urines chargées du principe de ce médicament.

Une autre expérience d'une portée non moins grande et qui confirme ce que je viens de vous dire, est celle de M. Hardy ; l'injection dans le vagin de l'urine chargée du principe du copahu a suffi pour la guérison de la blennorrhagie chez la femme.

Je passerai sous silence les quelques accidents dus à l'usage du copahu ; ils n'ont du reste rien de sérieux et disparaissent ordinairement dès qu'on cesse l'emploi de ce balsamique.

J'arrive maintenant au mode d'emploi de ce médicament. Il y a trois manières d'administrer le copahu : par la bouche, par le rectum et en injection. Mais la meilleure de toutes, c'est l'administration par la bouche : par cette voie, il a une action bien plus puissante que par les autres.

Relativement à la dose, quelques médecins veulent qu'on commence l'emploi du copahu par une petite dose de 1 à 2 gr. par jour pour arriver successivement à des doses de plus en plus élevées ; je ne suis pas partisan de cette manière de faire et la pratique m'a démontré qu'on doit toujours commencer par une forte dose. Je débute ordinairement par 8 à 10 grammes de ce médicament par jour pris en trois ou quatre fois, de manière à tenir constamment les malades sous son influence.

Je dois vous dire enfin que le copahu pur agit infiniment mieux que lorsqu'il est associé à d'autres substances. Toutes les préparations pharmaceutiques qu'on lui fait subir nuisent souvent à son activité. C'est pour cette raison que la vieille potion de Choppart et d'autres analogues seront toujours plus efficaces que toutes les autres formes sous lesquelles ce médicament est préparé aujourd'hui. Toutefois ces potions ne sont pas tolérées par tous les estomacs : d'abord l'odeur seule du copahu provoque chez certains individus des nausées et une répugnance quelquefois insurmontable. J'ai proposé, il y a quelques années, afin de masquer cette odeur, d'ajouter au copahu une certaine quantité de goudron. Je vous en indiquerai d'ailleurs plusieurs formules. Quant aux autres inconvénients sur le tube digestif, tels que coliques, diarrhées, on peut y remédier en ajoutant au copahu des substances astringentes, opiacées, spasmodiques, etc., dont je communiquerai également les formules que j'emploie dans ma pratique.

Quelle que soit la formule que vous ayez adoptée, ne noyez

pas vos malades de boissons ou de tisanes; cette grande quantité
de liquide, en étendant le principe actif du copahu, l'affaiblit.
Cela dit en passant, continuez la dose que je vous ai indiquée
jusqu'à la cessation de l'écoulement, et une fois ce résultat obtenu, vous pouvez la diminuer graduellement de manière à
cesser complétement l'usage du copahu au bout de 7 à 10 jours
après la guérison.

Voici maintenant quelques formules que j'emploie :

Copahu sans odeur et sans saveur :

R : Copahu pur. . . . . . . ⎫ àà 30 grammes.
  Goudron . . . . ⎬
  Magnésie. . . . . q. s.

Mêlez, soit pour opiat dont on prendra trois fois par jour une
cuillerée à café dans du pain azyme, soit pour diviser en pi-
lules.

Opiat de copahu et de cubèbe composé :

R : Copahu pur . . . . 30 grammes.
  Magnésie calcinée 3   —
  Cachou pulvérisé 5   —
  Cubèbe en poudre 40   —
  Essence de menthe. . . . ⎫ àà 10 gouttes.
    — de canelle . . . . ⎬

Mêlez pour opiat.

Dose : de 3 à 4 cuillerées à café par jour dans du pain azyme.

Opiat de copahu et de cubèbe sans magnésie :

R : Gomme. . . . . 50 grammes.
  Eau de canelle . . . . q. s.

Triturez et ajoutez :

  Copahu pur . . . . 10 grammes.
  Cubèbe en poudre 30   —
  Essence de menthe. . . . . . 10 gouttes.

Mêlez.

Même dose.

Lorsque les malades ne peuvent prendre par la bouche ni la
potion Chopart, ni les capsules de Raquin, ni enfin les prépa-

rations dont je viens de vous indiquer la formule, il faut employer le cubèbe, qui est un bon médicament, sinon on est réduit à employer le copahu en lavement. Ainsi :

R : Copahu. . . . . 25 grammes.
　　Jaune d'œuf n° 1.

Triturez et ajoutez.

Teinture de Rousseau. . . . . . 8 gouttes.
Eau de riz. . . . . 200 grammes.

Mêlez.

Ce lavement doit être pris le soir et gardé jusqu'au matin et même plus longtemps.

Cubèbe. Bien que son action antiblennorrhagique soit moins énergique que celle du copahu, le cubèbe est mieux toléré ; il n'occasionne pas, comme le premier, de trouble dans le tube digestif. C'est un bon médicament qui peut remplacer le copahu, et c'est lui que j'emploie chez les deux tiers de mes malades.

La dose est de 15 à 30 grammes par jour divisés en 3 ou 4 parties à prendre dans un verre d'eau sucrée ; ou sans sucre , le cubèbe est déjà associé au sucre, comme je l'emploie :

R : Cubèbe en poudre . . . . 80 grammes.
　　Bicarbonate de soude . . . . . 4 　 —
　　Sucre blanc. . . . . 160 　 —

Mêlez et divisez en 12 ou 16 paquets. Dose de 3 à 4 paquets par jour.

On peut remplacer le bicarbonate de soude par 5 grammes de cachou, par un gramme d'alun, par 2 grammes de sous-carbonate de fer.

Injections. Comme j'ai eu l'honneur de vous le dire, dès que l'état aigu a cédé aux antiphlogistiques, il faut s'empresser d'administrer les balsamiques ; les injections astringentes employées, soit simultanément avec ces derniers, soit séparément, ont aussi une incontestable utilité dans la période du déclin de l'uréthrite.

Voici quelques formules dont la pratique a démontré l'efficacité :

R : Eau de roses . . . . 100 grammes.
Sulfate de zinc . . . . 25 centigram.
Laudanum de Sydenham. . . . 1 gramme.

Mêlez.

A faire deux ou trois injections par jour.

Autre injection :

R : Eau de roses. . . . . 100 grammes.
Acétate de plomb. . . . . . . 50 centigram.

Mêlez.

Deux injections par jour.

Autre :

R : Eau de roses. . . . . 125 grammes.
Acétate de plomb. . . . . .)
Sulfate de zinc . . . . . . } àâ 1 gramme.
Teinture de Ratanhia . . .)

Mêlez.

Deux injections.

Autre :

R : Eau de roses . . . . 90 grammes.
Sulfate d'alumine . . . . . . 40 centigram.
Vin aromatique. . . . . . . 10 grammes.

Mêlez.

Deux à trois injections.

Autre :

R : Eau de roses. . . . . 100 grammes.
Perchlorure de fer . . . . . . 20 gouttes.

Mêlez,
Deux injections.

Autre .

R : Eau de roses. . . . . 100 grammes.
Sous-nitrate de bismuth. . . . 5 —
Cachou pulvérisé . . . . . . 3 —

Mêlez.

De trois à quatre injections par jour.

Notez que le choix de ces formules n'est pas indifférent en

raison des effets que vous vous proposez d'obtenir, et aussi pour prévenir ou combattre quelques accidents qui pourraient survenir.

Tels sont les moyens qui constituent le traitement de l'uréthrite aiguë. Il me reste, avant d'étudier l'uréthrite chronique ou la goutte militaire, à vous indiquer sommairement les principaux moyens de combattre certains accidents de l'uréthrite aiguë.

Érection cordée. Cette complication est, contrairement à l'opinion de quelques médecins, le résultat de la phlegmasie uréthrale portée à son plus haut degré d'intensité. Dans cet état, l'urèthre ayant perdu son élasticité dans une étendue plus ou moins considérable, ne peut plus suivre les corps caverneux dilatés pendant l'érection et s'oppose ainsi à l'allongement de la verge. L'urèthre fait alors l'office d'une *corde qui retient l'arc :* de là cette courbure forcée de la verge de haut en bas et d'avant en arrière, de là aussi ces douleurs quelquefois horribles qui ôtent tout repos aux malades. Je n'ai pas besoin de vous dire que l'érection cordée ne se manifeste pas avant que la phlegmasie n'ait envahi toute la partie spongieuse de l'urèthre, et qu'elle persiste même dans certains cas après la période inflammatoire de l'uréthrite, lors même que l'écoulement est arrêté. Remarquez bien cette dernière particularité, car la persistance des érections cordées est souvent un signe de récidive.

Quel est maintenant le traitement de la cordée? En général, si elle ne tourmente pas trop les malades, vous pouvez penser qu'elle ne durera pas longtemps après la période de progrès de l'inflammation, et alors le traitement antiphlogistique que je vous ai indiqué contre la période aiguë m'a suffi pour la combattre. Toutefois j'ai vu des malades chez lesquels la cordée était si prononcée que force m'a été d'agir plus énergiquement. Une ou deux nouvelles applications de sangsues au périnée produisent dans ce cas un effet prompt et marqué. Quant

à l'emploi du camphre, de nymphæa, de l'opium, de la jus-
quiame, de la lupuline, etc., aucun de ces médicaments ne m'a
paru avoir une action quelconque sur la cordée, et toutes ces
substances ne valent certainement pas l'application des sangsues, comme je viens de vous l'indiquer, et comme il résulte de
ma pratique. J'ai cependant à vous recommander la belladone,
non pas comme supérieure aux sangsues, mais comme un
moyen adjuvant. Voici la formule que j'emploie habituelle-
ment :

          R : Extrait de belladone . . . . .   20 centigram.
              Poudre de guimauve . . . . .   2 grammes.
              Sirop simple . . . . q. s.
          Pour vingt pilules.

A prendre une pilule le matin, une autre dans la journée et
trois le soir.

Rupture de la cordée, hémorrhagie. Cette rupture est déterminée, tantôt par le *coup de poing populaire,* dans le but de
rompre l'obstacle qui empêche la verge de se redresser pendant l'érection, tantôt par le coït pendant la chaude-pisse cordée.

Quelle que soit la cause et le mécanisme, le résultat de cette
rupture est une hémorrhagie plus ou moins abondante. Cette
perte de sang, bien loin que les malades aient à s'en effrayer,
est même suivie d'un état de bien-être apparent ; mais elle
prépare à ces imprudents des conséquences fâcheuses dans un
avenir peu éloigné ; car au point où l'on a rompu l'urèthre, il
se forme un tissu inodulaire qui donne lieu à un rétrécissement cicatriciel.

Le traitement de cette hémorrhagie uréthrale est naturellement basé sur la cause qui l'a produite et sur la quantité de
sang qu'on perd actuellement. Ordinairement le repos au lit,
la diète, les lotions froides et astringentes suffisent pour arrêter
la perte sanguine. Si malgré ces moyens, l'uréthrorrhagie persiste, on peut avoir recours à la compression de l'urèthre entre

es deux doigts, ou bien on obtient cette compression à l'aide d'une pelote appliquée au périnée. Lorsque ces deux modes de compression ne suffisent pas, il faut introduire dans le canal une sonde capable d'exercer une compression excentrique suffisante pour arrêter l'hémorrhagie. Vous pouvez, en même temps que la sonde est placée dans le canal, exercer sur elle une compression concentrique en appliquant circulairement des bandelettes sur la verge. Mais je dois vous prévenir de suite que l'emploi de ces moyens mécaniques n'est pas sans danger surtout quand il dure longtemps ; ainsi les sondes peuvent déterminer le sphacèle de l'organe, la pelote favoriser une cicatrice vicieuse, etc.; il faut donc user en pareille matière d'une grande circonspection. Je reviendrai d'ailleurs sur ce sujet lorsque nous étudierons le cathétérisme et les hémorrhagies des voies urinaires.

Cystite. Dysurie. Rétention d'urine. Le traitement des accidents dus à la propagation de l'inflammation uréthrale jusqu'au col de la vessie, doit être prompt et énergique. Il faudra, dès leur apparition, suspendre toute médication de l'urethrite, telle que balsamiques et injections, et avoir recours à l'application de 20 à 30 sangsues au périnée ou à l'anus; si le sujet est fort, robuste, s'il y a en même temps réaction générale, pratiquer une saignée, administrer un purgatif salin et des demi-lavements émollients additionnés de 10 à 15 gouttes de teinture de belladone; diminuer les aliments ou même ordonner la diète; prescrire des boissons délayantes, mais en petite quantité; tel est l'ensemble des moyens que vous devez mettre immédiatement en usage. Autrement vous aurez des regrets et vous perdrez un temps précieux.

Je dois vous prévenir aussi que la cystite peut encore éclater à la suite des antiblennorrhagiques, du copahu surtout administré pendant la période aiguë de l'uréthrite. C'est donc une raison de plus de ne pas les employer avant la période de déclin de cette phlegmasie.

Quant à l'administration de la térébenthine cuite à la dose de 3 à 4 grammes par jour, qu'on préconise contre la cystite du col, dans aucun cas je ne m'en suis trouvé satisfait. Après l'avoir inutilement essayée, elle m'a semblé nuisible, lorsque l'inflammation était par trop intense.

Je ne suis pas partisan non plus des bains de siége conseillés par la plupart des praticiens ; ils sont non-seulement ineffi- caces, mais plutôt contraires en déterminant une sorte de fluxion vers les parties malades. Il est préférable d'employer les bains tièdes entiers et prolongés, comme j'ai l'habitude de faire dans les maladies des voies urinaires.

Il est rare que la cystite du col ne cède pas aux antiphlogisti- ques combinés avec les autres moyens que je vous indique ; toute- fois elle peut y résister, tout au moins il peut rester un ténesme vésical avec fréquentes envies d'uriner. Dans ce cas, beaucoup de médecins vous conseillent la cautérisation avec le nitrate d'argent porté jusqu'au col de la vessie. C'est un moyen non- seulement souvent infidèle, mais encore dangereux, et que pour ma part je n'admets qu'exceptionnellement. Vidal de Cassis recommandait dans ce cas le cautère au périnée qu'il rempla- çait au besoin par un séton à la même région. J'avoue que de- puis des années que je traite les maladies des organes génito- urinaires, je ne me suis jamais trouvé dans la nécessité de re- courir à ce moyen extrême, et peut-être aussi inutile et aussi dangereux que la cautérisation, je préfère donc à tous ces moyens violents réitérer l'application des sangsues au périnée ou à l'anus. Deux jours après cette application, je donne aux malades trois fois par jour une dose de 3 à 4 grammes de cu- bèbe en poudre, et je puis vous assurer que le ténesme vésical ne tarde pas à disparaître complétement.

Les mêmes moyens antiphlogistiques suffisent ordinairement pour faire cesser la dysurie et la rétention d'urine qui peuvent accompagner la cystite du col. Mais lorsque la rétention est complète depuis 24 heures, il faut songer à évacuer la vessie à

l'aide d'une petite sonde élastique. Inutile de vous recomman -
der d'agir avec ménagement et prudence, car les tissus que
vous allez traverser pour faire pénétrer la sonde jusque dans
la vessie sont tellement enflammés et si faciles à déchirer, que
vous pouvez amener de nouvelles et graves complications.

Un mot maintenant sur le traitement des autres accidents,
tels que *prostatite, abcès péri-uréthral, pénitis, lymphite,
adénite, induration des corps caverneux*, etc., qui compliquent
quelquefois l'uréthrite aiguë ; et c'est par là que nous termine-
rons tout ce qui se rapporte à cette maladie.

En général, tous ces accidents cèdent au traitement antiphlogistique dirigé avec promptitude et intelligence. Toutefois si
vous êtes consultés un peu tard, si par exemple l'abcès est déjà
formé, hâtez-vous d'en faire l'ouverture. Il vaut même mieux,
s'il en est encore temps, pratiquer l'ouverture prématurée que
tardive pour conjurer les accidents auxquels peut donner lieu
cette collection purulente. C'est en agissant ainsi que vous pouvez espérer prévenir souvent la formation d'une fistule borgne
interne qui finit par perforer l'urèthre et devenir complète.
Nous aurons occasion d'y revenir en parlant des *fistules urinaires*. Notez dès à présent que l'incision pour l'ouverture de
l'abcès péri-uréthral doit être pratiquée sur un point assez
éloigné de l'urèthre pour ne pas léser le canal. Il en est de
même des abcès de la prostate, dont l'incision peut être pratiquée par le périnée ou par le rectum.

La lymphite et l'adénite ne se terminent pas toujours par
résolution ; il arrive quelquefois qu'elles suppurent, et dans ce
cas l'indication à remplir est la même que dans les autres col-
lections purulentes. Quant à l'induration des corps caverneux,
c'est une affection extrêmement grave en raison de sa résistance
aux moyens thérapeutiques. Je parle bien entendu de cette induration consécutive à l'uréthrite aiguë dans laquelle les aréo-
les des corps caverneux se sont remplis d'une substance plas-
tique susceptible de se transformer en tissu fibreux réfractaire

à la médication résolutive, car il ne faut pas la confondre avec l'induration qui tient à des tubercules tertiaires syphilitiques ; et dans ce cas on peut modifier la difformité qui en résulte pour la verge par l'iodure de potassium à l'intérieur, en même temps que par l'iodure de plomb ou bien par l'empiâtre de Vigo sur la partie malade.

II. — URÉTHRITE CHRONIQUE.

L'inflammation chronique de l'urèthre succède le plus ordinairement à l'uréthrite aiguë : autrement dit *la goutte militaire* est très-souvent la conséquence de la blennorrhagie. Tantôt cet état chronique de la muqueuse uréthrale s'établit peu à peu et insensiblement, mais sans interruption dans son évolution ; tantôt il commence, après un temps d'arrêt variable de l'état aigu, par un écoulement muqueux ou muco-purulent en général peu abondant. Cette sécrétion morbide ne paraît pas jouir de la propriété de se transmettre par contact, comme cela a lieu dans l'écoulement de l'uréthrite aiguë. Toutefois elle peut reprendre dans certaines circonstances ses caractères contagieux ; ce qui arrive en effet lorsque l uréthrite chronique acquiert un certain degré d'acuité. De sorte qu'on peut dire que l'inflammation aiguë joue un grand rôle dans la transmission d'un écoulement, et que plus la phlegmasie est intense, plus la contagion est facile.

L'uréthrite chronique, une fois établie et devenue ancienne, peut donner lieu à d'autres lésions qui deviennent à leur tour la cause la plus active de la persistance de la goutte militaire ; c'est-à-dire que l'uréthrite chronique devient la cause et l'effet de ces lésions dont les plus fréquentes sont constituées par la diminution du calibre du canal urinaire. Cette diminution ou ce *rétrécissement* se produit par des *brides*, des *replis valvulaires* et quelquefois même par une *déviation de l'axe* du conduit uréthral, comme nous le verrons un peu plus tard.

Causes. — On a signalé comme causes de la persistance de la *goutte militaire,* le tempérament lymphatique, la débilité générale. J'admets ces causes au même titre que la chlorose qui produit des flueurs blanches chez la femme ; mais je dois vous faire remarquer que dans le plus grand nombre des cas que j'ai traités, l'écoulement était dû à une uréthrite aiguë passée à l'état chronique, répétée par des excès de boissons, de table, de coït, et presque toujours entretenue par des *rétrécissements,* par des *inflammations chroniques* du *col de la vessie,* par des *engorgements de la prostate,* par des *injections caustiques* dans le but de prévenir la *chaude-pisse,* ou bien par des *cautérisations* à l'aide du porte-caustique, etc. Dans un fort petit nombre de cas j'ai remarqué que le *suintement* persistait sans ces lésions du canal, et il dépendait alors du *mauvais état général* des malades, d'une sorte d'*atonie* de la muqueuse avec hypersécrétion de cette membrane. Enfin dans certains cas, fort rares il est vrai, le suintement uréthral était dû à la prédominance, soit de l'*acidité,* soit de l'*alcalinité* de la sécrétion urinaire, en vertu de laquelle l'urine devenait, pour la muqueuse qu'elle traversait, une cause permanente d'irritation suivie d'hypersécrétion.

Mais de toutes les causes qui entretiennent l'écoulement, les différentes lésions des organes génito-urinaires sont les plus constantes, et c'est vers elles que vous devez diriger le traitement pour arriver à la guérison de ces suintements interminables qui font le désespoir des malades. Or, parmi ces lésions le rétrécissement est celle qui joue le rôle le plus actif et le plus durable dans la persistance de la *goutte militaire,* comme nous le verrons en étudiant lesdites lésions.

Telles sont, Messieurs, les causes les plus fréquentes de l'uréthrite chronique, et de la persistance du suintement habituel.

Quant aux caractères anatomo-pathologiques et au siége de l'uréthrite chronique, cette étude trouvera naturellement sa place à l'occasion de celle des lésions des voies urinaires que je

viens de vous signaler comme causes de la blennorrhée. Néan-
moins je puis vous citer dès à présent les différents degrés de
la congestion sanguine que présente le point de la muqueuse
urétrhrale qui sécrète la matière morbide: ce point hyperhé-
mique présente une surface rougeâtre un peu violacéee, par-
semée de petits points rouges ou d'arborisation capillaire. Dans
les cas où l'uréthrite est très ancienne, cette coloration est plus
foncée, elle est *lie de vin*, et les tissus sont boursoufflés. Existe-
t-il une coarctation, ce qui est presque toujours constant, vous
trouverez au niveau de ce rétrécissement le tissu muqueux
épaissi, et le tissu cellulaire sous-muqueux engorgé. Notez
aussi que dans l'immense majorité des cas, c'est le niveau de
la courbure du canal qui est le siége de cette altération pathologique, et que les parties périphériques du point rétréci du
canal offrent une teinte violacée qui s'étend en s'épanouissant
à mesure qu'on s'éloigne de ce point.

L'inflammation chronique se rencontre aussi assez souvent
à divers degrés au niveau du col de la vessie et de la prostate.
Toutefois il faut remarquer que l'altération pathologique peut
occuper la portion antérieure de l'urèthre, la fosse naviculaire
par exemple; ce qui arrive surtout lorsque la blennorrhagie
débute d'emblée sans période aiguë, et sans lésions préalables.
Mais il faut encore reconnaître que le siége le plus ordinaire
de l'uréthrite chronique est dans la courbure de ce canal, et la
fréquence des rétrécissements dans cette portion de l'urèthre
en est une preuve.

Symptomatologie. — Les phénomènes morbides qui caractérisent l'uréthrite chronique sont tantôt l'expression d'une inflammation simple de la membrane muqueuse passée à l'état
chronique, tantôt celle d'une altération du calibre de ce canal,
comme dans les rétrécissements.

Dans le premier cas, c'est-à-dire lorsque l'uréthrite aiguë
passe à l'état chronique, les antiblennorrhagiques n'ont plus
sur elle la même énergie d'action, et l'amélioration que vous

obtenez par ces médicaments devient stationnaire. Vous avez beau doubler et tripler leur dose, le suintement persiste même assez abondamment pour tacher la chemise du malade, ou pour coller les lèvres du méat urinaire pendant le jour; il se présente surtout le matin à leur réveil sous forme de goutte : de là le nom vulgaire de *goutte militaire*.

En général, les malades n'éprouvent plus ces douleurs qu'on rencontre dans l'uréthrite aiguë ; tout se borne pour eux à un sentiment de prurit léger ou démangeaison, et des titillations dans le canal. Mais si dans cet état vous suspendez l'emploi de tout anti-blennorrhagique, de deux choses l'une, ou la maladie reste à peu près la même, ou bien, ce qui est plus constant, l'écoulement devient plus abondant ; il se charge de globules purulents qui lui impriment une teinte verdâtre, et le passage de l'urine à travers le canal provoque alors un peu d'ardeur. Toutefois il peut aussi arriver qu'à force de persévérance dans l'emploi des anti-blennorrhagiques l'écoulement s'arrête ; mais soyez persuadés qu'il ne tardera pas à reparaître au bout de quelques jours sous l'influence d'un écart de régime, d'une pollution nocturne, d'un coït, d'une marche un peu longue, et quelquefois même sans cause bien déterminée. Notez enfin que ce retour de l'écoulement peut même présenter quelques-uns des symptômes de l'état aigu qui exige parfois un traitement antiphlogistique.

Enfin, si l'uréthrite chronique se développe d'emblée, c'est-à-dire sans période aiguë et uniquement sous l'influence de l'atonie des tissus et de l'état général des malades, c'est presque toujours par la portion balanique qu'elle débute. Les symptômes qui la caractérisent sont un chatouillement au commencement de l'urèthre, une ardeur pendant et après l'émission des urines, de la fréquence dans les érections. Quant à l'écoulement, muqueux au début, il devient muco-purulent ou purulent à mesure que l'inflammation s'étend en arrière. Bien que dans ces conditions la maladie n'acquière pas ordinairement une grande intensité, l'écoulement ne présente pas moins de ténacité, eu égard à sa durée.

Nous arrivons maintenant à l'uréthrite chronique compliquée ou entretenue par une lésion plus ou moins limitée du canal uréthral. La goutte militaire symptomatique a son siége dans la partie que présente cette lésion, et débute même par ce point du canal. Si cette lésion est représentée par un rétrécissement, les symptômes qui caractérisent la maladie sont le trouble dans l'émission des urines ; le jet se bifurque ou se divise en deux colonnes, s'entrecroisant de différentes manières, et donnant souvent lieu à un jet en *spirale*, ce qui est connu sous le nom vulgaire de *pisser en tire-bouchon*.

L'urine en traversant ce point lésé y détermine une cuisson plus ou moins vive. En même temps que ces symptômes, l'écoulement se déclare en forme de gouttes muqueuses blanchâtres.

L'irritation permanente que cause cette lésion ne s'arrête pas au point affecté ; elle s'irradie en avant et en arrière ; et se traduit par des phénomènes morbides d'un certain degré d'acuité.

Si la lésion occupe les points les plus reculés de l'urèthre, tels que le col de la vessie ou la prostate par exemple, la goutte militaire s'accompagne alors de fréquentes envies d'uriner, avec ténesme plus ou moins pénible au col de la vessie et au rectum. Les malades éprouvent une cuisson parfois très vive en rendant les dernières gouttes de l'urine, comme dans la cystite. Quant à l'écoulement lui-même, ici il n'est que le dernier symptôme de la maladie ; il est en effet très peu abondant, car le passage fréquent de l'urine qui déblaie à chaque instant le canal, ne donne pas le temps à la sécrétion morbide d'y séjourner et de s'accumuler.

Ces particularités symptomatologiques ainsi établies, voyons maintenant quels sont les caractères de l'uréthrite chronique qu'on remarque le plus ordinairement. En général l'écoulement, qui est un des symptômes les plus constants de cette affection, est peu abondant ; il paraît et disparaît le jour ; mais la nuit cette sécrétion n'étant pas chassée ni par l'émission de l'urine, ni par les pressions répétées sur le canal, s'amasse en quantité suffisante pour se montrer le matin au réveil. La matière qui constitue la blennorrhée est un mucus ou muco-pus jaunâtre ; déposée sur le linge, elle donne lieu à une tache verte ou verdâtre, jaune ou jaunâtre et quelquefois grise ou grisâtre, avec un point central verdâtre. Le linge maculé de cette matière est, lorsque celle-ci est sèche, comme empesé ; mais ce caractère ne lui est pas propre, car on le montre aussi dans les pertes séminales. Si vous examinez la première por-tion de l'urine dans un verre, vous trouverez la matière de l'écoulement qui y nage sous la forme de filaments que les malades comparent à des *petits vers.*

Comme je vous le disais tout à l'heure, il y a toujours pertur-bation dans la miction, quelle que soit la cause de l'écoulement, et à plus forte raison si la maladie est due à une coarctation. La difficulté d'uriner va croissant, il y a chaleur et cuisson après la miction dans la fosse naviculaire et dans la portion prostatique de l'urèthre. Le régime et l'état atmosphérique ne sont pas sans influence sur l'uréthrite chronique, et c'est ainsi que le changement de saison, des variations de température, des excès de table et de coït aggravent cette maladie et la font même passer à l'état aigu. On a dit que cette recrudescence, en imprimant à l'uréthrite un caractère nouveau, c'est-à-dire en substituant une inflammation aiguë à l'inflammation chroni-que, modifie la nature et la marche de la maladie et en abrège la durée. Mais cet heureux effet de la substitution réelle dans quelques cas, est nul et même nuisible dans beaucoup d'autres, car le nouvel état aigu est souvent une doublure de l'ancien, et après avoir inutilement fait souffrir les malades, il disparaît en laissant à nu l'état chronique.

Comme dans toutes les maladies des voies urinaires et des organes génitaux, nous rencontrons encore ici cette influence fâcheuse de l'uréthrite *sur le moral du malade.* En effet, ils sont toujours tristes et découragés, cherchant la solitude pour se livrer à leurs pénibles préoccupations. Chez la plupart des malades que j'ai traités, cet état moral était compliqué de certains troubles fonctionnels du côté du tube digestif, des appareils respiratoires, circulatoires et visuels, tels que dyspepsie, gastralgie, constipation, dyspnée, amaigrissement, palpitations, affaiblissement de la vue, pâleur et faiblesse générales.

Indépendamment de la persistance du suintement chronique qui influe sur l'état moral des malades et détermine ces troubles fonctionnels, je dois vous signaler certains désordres qu'on rencontre dans les fonctions génératrices. Les érections sont rares et faibles, même près de la femme, de telle sorte que le coït ne s'accomplit pas bien. L'éjaculation est rapide, elle a même lieu avant le coït, le jet du sperme est altéré; ce liquide au lieu d'être vigoureusement lancé à travers l'urèthre n'en sort plus qu'en bavant, ou bien au lieu de sortir au dehors, il reflue vers la vessie; le sperme est quelquefois teint de sang.

A cette époque de l'uréthrite, il n'est pas rare de trouver des pertes séminales involontaires qui se montrent surtout pendant la défécation. Pas n'est besoin de vous dire que la plupart de ces malades sont inféconds, et l'examen microscopique l'explique. Chez eux les animalcules spermatiques sont privés de tout mouvement; ils sont malades ou morts sous l'influence délétère de la sécrétion anormale et de l'inflammation dont les funestes effets se font sentir dans les canaux et les vésicules spermatiques. Tels sont, Messieurs, les principaux phénomènes qui caractérisent l'uréthrite chronique.

Diagnostic. — L'ensemble des symptômes que nous venons de voir suffit pour les éléments diagnostiques de l'uréréthrite chronique. Mais il importe surtout, au point de vue thérapeutique, de remonter à la cause de cette maladie. Rappelez-vous que cette cause est dans l'immense majorité des cas une lésion locale anatomiquement caractérisée, soit par un *rétrécissement*, soit par un *repli membraneux* ou une *valvule musculaire*, soit par une *déviation de l'axe uréthral*, soit enfin par une inflammation chronique localisée dans quelques points de l'urèthre, une *cystite du col* ou bien un *engorgement de la prostate*. Enumérer tous ces états pathologiques, c'est vous dire qu'il faut chercher quel est celui d'entre eux qui existe, et que l'ayant découvert, vous avez la clef du diagnostic différentiel. Une autre maladie, peu décrite par les auteurs à cause de sa rareté, mais qui peut aussi donner lieu à la goutte militaire, est constituée par les *polypes de l'urèthre* chez l'homme, sur lesquels j'ai publié un travail il y a deux ans, et que je vous ferai connaître un peu plus tard.

En définitive l'uréthrite chronique est un symptôme de la présence d'une des lésions ci-dessus énumérées, et il est rare que cette maladie se présente d'une manière idiopathique.

Maintenant, pour déterminer la recherche des lésions uréthrales, et pour en établir le diagnostic, il est indispensable d'explorer le canal au moyen de certains instruments spéciaux que je vous décrirai à l'occasion des rétrécissements de l'urèthre.

Pronostic. — L'uréthrite chronique est toujours par sa persistance une affection assez sérieuse ; rappelez-vous toutes les lésions que je vous ai signalées comme étant tour à tour effets et causes de l'uréthrite, et vous concevrez facilement les graves conséquences de cette maladie. En effet, l'inflammation chronique siége-t-elle dans la région prostatique ou dans le col de la vessie, elle peut s'étendre facilement à tous les organes génito-urinaires et y produire des désordres très graves. Cette inflammation occupe-t-elle un point limité du canal, elle y modifie la texture du tissu sous-muqueux, le transforme en tissu fibroïde et donne lieu au rétrécissement qui devient à son tour la cause la plus active de l'uréthrite. Du côté de l'état général, je vous ai également signalé tous les effets fâcheux sur l'état physique et moral des malades, et je ne m'y arrêterai pas davantage.

Une autre question de pronostic qui se présente quelquefois

dans la pratique, et qui a quelque rapport avec la médecine légale, est celle-ci : l'uréthrite chronique peut-elle avoir une *influence pernicieuse sur le germe*, ou plutôt un homme affecté de cette maladie *perd-il* nécessairement *la faculté de procréer?* La solution de cette question n'est pas toujours facile, et voici ce que je pense à cet égard : *Si l'inflammation chronique a envahi les canaux et les vésicules spermatiques, il en résulte une sécrétion morbide qui a une action délétère sur les animalcules spermatiques de manière à leur ôter toute vitalité.* Eh bien ! si les zoospermes sont ainsi malades ou morts, ils ont évidemment *perdu la propriété de féconder* lors des rapports sexuels entre l'homme et la femme. Il faut donc dans ces circonstances soumettre au microscope le sperme, de manière à déterminer l'existence ou l'absence du mouvement de ces animalcules.

Traitement. — D'après tout ce que j'ai eu l'honneur de vous dire, vous avez compris déjà qu'il y avait, au point de vue du traitement, deux espèces d'uréthrite chronique, l'une dépendant de lésions pathologiques du canal de l'urèthre, et l'autre indépendante de ces lésions. La première ne peut être guérie qu'après la disparition de ces lésions, dont elle est l'effet ou le symptôme, et la seconde seule peut être traitée directement.

Lorsque l'uréthrite se déclare sous la forme chronique, il faut employer le traitement de la période de déclin de l'uréthrite aiguë. Le cubèbe, le copahu, dont je vous ai communiqué les différentes formules, réussissent dès le début dans certains cas. Dans d'autres ces médicaments diminuent considérablement l'écoulement, mais ils ne l'arrêtent pas complétement ; l'on devra penser alors à l'emploi de la térébenthine cuite à la dose de 3 à 4 grammes par jour, et à l'eau de goudron. Les décoctions de bourgeons de sapin, d'uva-ursi agissent également de la même manière, quoique avec moins d'énergie. En même temps que ces médicaments, vous ordonnerez à vos malades, si la saison et leur état général le permettent, des bains de mer, de rivière, des ablutions, des douches, des 1/4 de lavement à l'eau froide, et un régime alimentaire légèrement tonique. Il est bien entendu qu'ils doivent s'abstenir, comme dans toutes les maladies de la muqueuse des voies urinaires, de l'usage des huîtres, du homard, des moules, des poissons fumés, des asperges, du café, du thé, de la bière, des liqueurs. Il en est de même de la société des femmes, des rapports sexuels, des marches forcées et des veilles prolongées, etc.

Si vous voyez que la guérison est un peu lente, vous ajouterez à ce traitement quelques injections rendues légèrement toniques et astringentes à l'aide de sulfate d'alumine, d'acétate de plomb, de sulfate de zinc, d'extrait de ratanhia, de cachou, de vin aromatique dans l'eau distillée pure ou dans l'eau de roses. On peut aussi employer utilement le sous-nitrate de bismuth et d'autres médicaments d'après les formules que je vous ai communiquées.

Si nonobstant ces moyens, l'écoulement persiste, arrivant alors aux moyens mécaniques, on peut introduire dans le canal des bougies en cire molle enduite d'une pommade à l'extrait de ratanhia, à l'extrait de quinquina, au précipité blanc, au sulfate de zinc ou au perchlorure de fer, etc. Ces bougies doivent être d'un petit diamètre, de 1 à 2 millimètres par exemple, et elles ne séjourneront pas dans le canal plus de 3 à 5 minutes chaque fois.

L'introduction de ces bougies, en modifiant la vitalité de la muqueuse uréthrale, a souvent pour effet la diminution et même la cessation de la sécrétion morbide.

On a aussi proposé depuis Lallemand la cautérisation du canal avec le nitrate d'argent solide; je ne suis pas partisan de cette cautérisation dont les inconvénients sont dans beaucoup de cas ceux de la méthode abortive de la blennorrhagie aiguë dont je vous ai parlé.

La persistance de l'écoulement peut aussi dépendre de l'état général des malades ou des conditions morbides, telles que la prédominance de l'état lymphatique ou scrofuleux, des tubercules de l'urèthre ou de la prostate, du vice herpétique ou rhumatismal. Dans ces circonstances, au traitement local il faut joindre un traitement général, de manière à modifier avantageusement l'état général qui entretient l'état local ou l'écoulement. C'est ainsi qu'en même temps qu'un régime hygiénique vous mettez en usage, suivant l'indication présente, les ferrugineux, les iodures, l'huile de foie de morue, le quinquina, le quassia amara, etc , etc.

Mais sachez-le bien, Messieurs, un bon traitement ne consiste pas seulement dans la connaissance ou dans l'emploi de tel ou tel médicament, de tel ou tel moyen curatif, il faut aussi pour le succès savoir les varier tour à tour selon les circonstances, et surtout saisir l'à-propos ou le moment favorable de leur action, autrement vous échouerez. C'est pourquoi le même moyen qui réussit entre les mains d'un praticien doué de son tact peut échouer entre les mains d'un autre privé de cette faculté Il s'agit là, comme vous le voyez, d'une question de discernement et de tact qu'on n'acquiert que par la pratique et l'expérience.

LEÇONS

SUR LES MALADIES

DES

VOIES URINAIRES

FAITES A L'ÉCOLE PRATIQUE DE PARIS.

A. Parent, imprimeur de la Faculté de Médecine, rue Mr-le-Prince, 31.

LEÇONS

SUR LES MALADIES

DES

VOIES URINAIRES

FAITES

A L'ÉCOLE PRATIQUE DE PARIS

PAR

LE Dr BEYRAN

Professeur libre de pathologie génito-urinaire,
ancien Vice-Président de la Société de médecine pratique de Paris,
Chevalier de la Légion d'Honneur, etc.

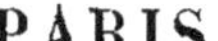

PARIS

ADRIEN DELAHAYE, LIBRAIRE-ÉDITEUR

PLACE DE L'ÉCOLE-DE-MÉDECINE.

1866

LEÇONS

SUR LES MALADIES

DES

VOIES URINAIRES

FAITES A L'ÉCOLE PRATIQUE DE PARIS.

A. Parent, imprimeur de la Faculté de Médecine, rue Mr-le-Prince, 31.

LEÇONS

SUR LES MALADIES

DES

VOIES URINAIRES

FAITES

A L'ÉCOLE PRATIQUE DE PARIS

PAR

Le Dr BEYRAN

Professeur libre de pathologie génito-urinaire,
ancien Vice-Président de la Société de médecine pratique de Paris,
Chevalier de la Légion d'Honneur, etc.

PARIS

ADRIEN DELAHAYE, LIBRAIRE-ÉDITEUR

PLACE DE L'ÉCOLE-DE-MÉDECINE.

1866
1867